RAPPORTS ET OBSERVATIONS

SUR DIFFÉRENTS SUJETS DE CHIRURGIE, DE PHYSIOLOGIE, ETC.,

ET

NOTICE SUR M. LE DOCTEUR PINGEON,

SECRÉTAIRE DE L'ACADÉMIE DE DIJON ;

PAR M. H. RIPAULT, D. M. P.,

Ancien Interne des Hôpitaux et Hospices civils de Paris, Secrétaire adjoint de l'Académie des Sciences, Arts et Belles-Lettres de Dijon et de la Société médicale de la même ville, Correspondant de la Société Anatomique de Paris et de la Société Royale des Sciences, Belles-Lettres et Arts d'Orléans.

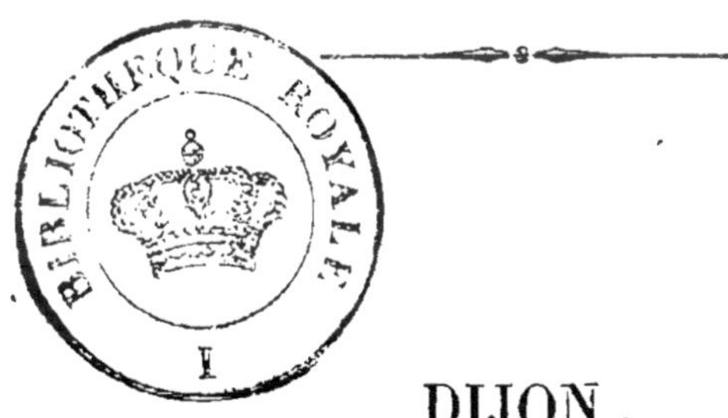

DIJON,

FRANTIN, IMPRIMEUR DE L'ACADEMIE.

1840.

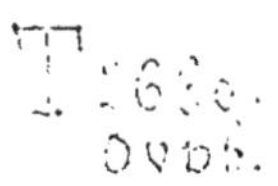

ORTHOPÉDIE.

RAPPORT

FAIT A L'ACADÉMIE DES SCIENCES, ARTS ET BELLES-LETTRES DE DIJON,

SUR QUELQUES JEUNES SUJETS DONT LA TAILLE ÉTAIT DÉVIÉE, ET QUI ONT ÉTÉ TRAITÉS DANS L'ÉTABLISSEMENT ORTHOPÉDIQUE DE M. DOMPMARTIN.

(Lu dans la Séance du 27 Mai 1840.)

MESSIEURS,

Dans l'une de vos séances du mois de mars dernier, M. le docteur Dompmartin, notre collègue, manifesta le désir de faire connaître à l'Académie les résultats qu'il avait obtenus depuis quelque temps dans le traitement des déviations de la taille et des autres difformités auxquelles le corps et les membres sont exposés. Notre respectable vice-président, M. Antoine, désigna de suite, à cet effet, cinq d'entre nous, pour nous transporter dans l'établissement de M. Dompmartin, nous y livrer aux investigations nécessaires, et nous assurer des choses qui avaient fait l'objet de la demande de notre collègue, c'est-à-dire de la réalité des cures dans lesquelles ses succès étaient d'une évidence incontestable; après quoi, nous avions à vous rendre compte de tout ce qui aurait été vu et constaté sur les personnes en traitement qui devaient être soumises à notre examen. La Commission nommée par M. le Vice-Président se composait de M. Gueneau d'Aumont, de MM. les docteurs Vallot, Salgues, Sené et moi, qui ai été engagé par ces honorables Membres à vous présenter le Rapport dont je vais vous donner lecture.

La tâche que nous avions à remplir était bien facile, assurément : il ne s'agissait que d'examiner avec un peu d'attention les torses auxquels le traitement orthopédique avait été appliqué, et puis de confronter à ces mêmes torses l'état actuel des sujets en traitement. Vous voyez qu'il nous suffisait alors d'un simple rapprochement, afin de pouvoir établir les différences que le temps, aidé de certains secours, avait opéré sur le mal, afin de pouvoir, en un mot, déterminer les modifications que quelques-unes de ces difformités avaient été susceptibles de recevoir. Enfin, voir et comparer était tout ce que nous avions à faire ici; telle est la seule marche que nous ayons suivie pour nous éclairer et pour baser notre jugement, aussi bien que possible, sur la vérité; telle est aussi la même voie dont nous ne nous écarterons pas, pour vous exposer convenablement nos idées dans ce Rapport.

Parmi les jeunes personnes qui reçoivent actuellement les secours de l'orthopédie dans l'établissement fondé à Dijon par M. Dompmartin, il en est quelques-unes sur lesquelles notre attention s'est fixée d'une manière toute particulière. La gravité du mal chez l'une, et la réalité des succès obtenus chez d'autres, expliquent assez là-dessus le choix de M. Dompmartin et les motifs de notre préférence. Trois sujets nous ont donc été successivement présentés, et les moules qui sont ici exposés à vos regards vous indiquent évidemment les époques bien différentes les unes des autres de l'entrée de ces trois malades, au début de leur traitement, et du jour où leur difformité nous a paru soit modifiée, soit même guérie ou à peu près. Ces trois exemples nous ont semblé suffisants pour faire naître dans votre esprit des assurances assez positives sur l'état des autres personnes qui sont en voie de guérison, ou sur les sujets qui ont été rendus à leurs familles, après avoir éprouvé l'influence salutaire de l'orthopédie. C'est dans cette partie de l'art de guérir surtout, qu'il semble, Messieurs, qu'un témoignage, quand il est authentique, doit l'emporter sur des preuves trop multipliées et qui cessent souvent alors d'être bien convaincantes.

Le premier sujet, *ou le n° 1*, est une jeune personne de dix à onze ans; elle est entrée dans le mois de juin, l'an passé, et l'empreinte de sa colonne vertébrale fut prise deux mois après. A cette époque la déviation de la taille offrait deux courbures, dont la première et la plus grande occupait la région lombo-dorsale, la convexité étant à droite, tandis que la courbure supérieure, moins étendue, se voit à la région cervico-dorsale; elle est antérieure.

La plus grande saillie de l'épine s'etend à peu près de la 10ᵉ à la 12ᵉ vertèbre dorsale.

La déviation latérale vers la 8ᵉ vertèbre de cette même région s'éloigne de la ligne droite, ou de la verticale tirée du milieu du sacrum à la 7e vertèbre cervicale ou proéminente, d'une distance de sept centimètres (2 pouces 1/2).

Quant à la déviation cervicale et antérieure, son éloignement de la proéminente même est de bien près de onze centimètres (4 pouces).

Enfin la hauteur totale de cette colonne déviée était alors de 44 centimètres seulement (16 pouces), tandis que d'après le torse de la même personne qui vient d'être pris il y a quelques jours, vous pouvez constater un alongement en ligne droite de neuf centimètres (3 pouces).

Vous reconnaissez encore combien l'omoplate gauche était plus ramassée et plus abaissée que la droite, combien l'incurvation du tronc était grande alors du côté gauche, et combien se trouvaient d'inégale hauteur les deux extrémités de la ligne qui chez tout le monde se présente d'un os des îles d'un côté à l'autre, sur un plan parfaitement horizontal.

Chez cette jeune personne, l'une des deux déviations existait depuis un an avant l'époque de son entrée dans la maison de M. Dompmartin. Quant à la déviation latérale, elle s'est formée immédiatement après cette époque, sans avoir été provoquée par une cause appréciable quelconque.

Enfin, à l'égard de ce jeune sujet, si l'on doit recourir encore à l'intervention des moyens employés très-avantageusement jusqu'à cette heure, c'est pour achever de fortifier un corps devenu droit à présent, qui est régulier dans ses formes, et non plus pour le redresser. Il ne s'agit, en un mot, que de maintenir le rétablissement de la synergie musculaire que l'art a si bien opérée.

Deuxième sujet *ou n°* 2. Ici, comme l'on peut le

constater, Messieurs, il est question d'une difformité de la colonne vertébrale qui est portée à un degré où l'on ne peut rien imaginer de plus choquant et de plus pénible à voir dans ce genre d'infirmités.

M. Dompmartin avait à traiter une gibbosité proprement dite, et une bien grande, ainsi qu'il est aisé de le reconnaître. Ces sortes de courbures en arrière sont de toutes les difformités de la taille les plus rebelles à un traitement méthodique : car elles décèlent dans l'économie un principe scrofuleux ou rachitique, lequel s'était déjà manifesté sur la vue de cette jeune personne, en donnant lieu à une ophthalmie très-grave, qui ne céda qu'après plus de trois ans de durée, et à l'époque où le traitement orthopédique fut commencé chez M. Dompmartin. Nous tenons ce renseignement de la malade même; il nous a paru important : nous le notons ici, parce qu'il nous confirme dans une opinion que nous vous soumettons à la fin de ce rapport.

Dans ce cas malheureux, il s'agissait de procurer sinon le redressement, au moins une ampliation nécessaire de la colonne dorsale, pour empêcher la diminution de l'espace des côtes et le rétrécissement de la cavité thoracique, d'où dépendait une gêne continuelle et qui devenait insupportable pour l'exercice des fonctions de la poitrine et l'abdomen.

Cette jeune personne avait été adressée à M. Dompmartin en juin 1837 ; elle était alors âgée de plus de quatorze ans, et dans les conditions de santé les plus défavorables : c'est au point que des médecins expérimentés de Genève et de Besançon avaient établi un pronostic fort incertain sur les conséquences d'un mal dont elle est seule atteinte dans sa famille, tous ses frères s'en trouvant à l'abri aussi bien que ses autres parents.

A l'époque de son entrée dans l'établissement, il y

avait longtemps déjà qu'il existait une déviation extraordinaire de la colonne dorsale, laquelle était, et est encore, à un bien moindre degré, il est vrai, latérale gauche, antéro-postérieure et sous-omoplatoïdienne.

Tout est dérangé dans ce torse par suite de cette grande courbure en arrière de l'épine.

L'omoplate est soulevée et bombée à un point extrême du côté droit; les côtes sont convexes et anguleuses postérieurement du côté opposé, avec une augmentation considérable de toute leur courbure, tandis que celles qui sont à droite se trouvent alongées, entraînées par l'effet de cette torsion même de l'épine : elles sont encore portées en avant, abaissées, et elles se rapprochent tellement les unes des autres inférieurement qu'elles semblent se confondre avec le bord supérieur de l'os des îles.

Il s'était enfin formé une dernière courbure dans les vertèbres cervicales inférieures, ce qui avait changé la direction du col et de la tête. Le bassin mal arc-bouté contre une colonne ainsi déjetée, se trouvait tout incliné, de sorte qu'il y avait de l'inégalité dans la démarche, et que la progression ne pouvait plus se faire que mal et obliquement.

L'incurvation des côtes et de la colonne épinière à gauche était si exagérée que les apophyses épineuses des vertèbres correspondantes s'en trouvaient refoulées et comme cachées dans l'arête de la concavité de la courbure dont nous parlons.

Il y avait près de neuf centimètres (trois pouces) de distance entre la ligne sacro-cervicale et la partie la plus saillante et médiane de cette même courbure.

Du reste toute la colonne épinière présentait trois

courbures,

1° Une lombo-dorsale saillante en arrière, concavité à droite;

2° Une dorsale supérieure, concavité à gauche;

3° Une dernière enfin qui était cervicale, concavité à droite, et qui concourait à imprimer à la tête ce degré d'inclinaison vicieuse et incommodante dont nous avons parlé plus haut.

Il n'y avait pas alors jusqu'à la figure même qui n'offrît une altération singulière des traits; on remarquait une coloration bleuâtre de tout le visage et du col, ce qui dépendait évidemment de la gêne des fonctions des poumons et du cœur.

Dans un cas aussi compliqué, aussi grave, il s'était manifesté pourtant de l'amélioration, ainsi qu'on peut le constater d'après une empreinte du tronc qui fut prise six mois après la première.

Un certain degré de rectitude commençait à se montrer dans la région dorso-cervicale et faisait présager encore quelques résultats meilleurs.

Les omoplates tendaient également à se rapprocher d'un plan plus horizontal; le bassin paraissait se redresser un peu; la saillie de la partie postérieure de l'iléon commençait à être moins forte, et la grande concavité du côté droit à devenir moins sensible.

En juillet 1839, le torse du même sujet accuse une amélioration plus évidente encore. L'on pouvait reconnaître en effet que la proéminente ou septième cervicale du col était sur la même ligne verticale que la région sacrée. Il n'y avait plus guère que trois centimètres ou un pouce de distance entre cette même ligne et la plus grande incurvation lombo-dorsale, tandis que nous vous rappellerons qu'il y avait neuf centimètres de différence dans le principe.

Quant à la deuxième courbure, celle qui rend le plus

saillante la gibbosité du sujet, elle ne paraît pas aussi bien modifiée que le reste de la colonne dorsale, à raison de la saillie de l'omoplate droite qui dans le commencement était énorme.

Au reste, cette intéressante personne est aujourd'hui méconnaissable, tant le tronc, les membres et tout le corps ont acquis de force et ont pris de l'accroissement. Ce développement heureux est remarquable surtout du côté du bassin ; c'est à un point que le succès du traitement sous ce rapport présente d'heureuses garanties pour l'avenir ; elle peut devenir épouse et mère, avantage immense, si l'on songe combien le sujet avait à désirer, il y a trois ans, même pour acquérir les moyens de pouvoir passablement faire quelques exercices qui lui rendissent la vie moins pénible et moins à charge.

Les fonctions de tous les organes s'exécutent maintenant avec une régularité surprenante, et la menstruation s'est établie, il y a quatre mois, sans le moindre dérangement dans la santé.

Mais quel que soit le succès que l'on ait obtenu jusqu'à présent, il est bon, pour le rendre durable, de faire encore usage du traitement orthopédique, pendant longtemps sans doute, pour soutenir les organes redressés autant que possible, et pour donner à la colonne aussi bien qu'à la masse thoracique qui se trouvait si bombée et si fortement écrasée en quelque sorte auparavant, le temps de se consolider et de se maintenir dans sa nouvelle position.

Troisième sujet *ou n°* 3. Ce dernier sujet est entré le 8 octobre 1839 ; c'est une jeune personne d'une taille élevée et dont la déviation était moins prononcée que chez les sujets précédents : elle a quatorze ans.

Il y avait dans le principe une gibbosité ou une déviation lombo-postérieure, en même temps qu'une incurvation dorsale, déviation saillante qui datait de trois ans à cette époque, avec convexité à droite; l'on voyait un abaissement remarquable de l'omoplate de ce même côté, et une saillie assez forte de quelques-unes des côtes.

De plus, il existait à gauche une dépression des côtes très-manifeste, une saillie du bassin également, et une élévation si grande de la région trochantérienne du même côté, que l'on aurait pu croire à une luxation spontanée du fémur, sans un examen plus attentif qui démontrait que la cause de cette saillie se trouvait dans la déviation du tronc.

Le torse de cette jeune personne, pris le même jour que celui du n° 1er, vous fait voir que la rectitude du tronc et du corps entier est presque parfaite. Il n'y a plus à droite qu'une légère saillie qui ne se manifeste même que très-légèrement dans la progression, comme l'un de vos Commissaires a pu s'en assurer en faisant marcher le sujet dans différentes directions.

Ici même, l'emploi du traitement orthopédique n'est plus nécessaire que pour imprimer au corps entier une attitude ferme, et pour faciliter à la colonne dorsale les moyens de conserver l'équilibre des forces qui avaient été jusque-là mal réparties. Mieux vaut d'ailleurs se soumettre un peu plus de temps et sans une nécessité absolue aux secours de l'orthopédie, que d'être dans l'obligation de revenir à ce traitement plus tard. C'est une sorte de convalescence dont les soins préviennent d'autant mieux les chances contre le retour de la maladie qui précédait, qu'ils sont plus sévères et plus minutieux.

Maintenant, Messieurs, est-il permis de croire que les efforts de la nature auraient pu, sans des moyens auxiliaires, suffire pour opérer le redressement de la colonne vertébrale, chez les sujets dont nous venons de vous entretenir? Nous ne le pensons pas; et nous ne supposerons jamais que ces mêmes sujets atteints à des degrés divers de déviations de la taille et de gibbosités auraient pu se redresser plus tard, sans assistance ni sans secours; il leur fallait quelque chose de plus que l'aide du temps, même quand il est secondé par l'influence que la révolution ordinaire à l'époque de quatorze à quinze ans détermine d'une façon dont trop souvent l'on s'exagère les bénéfices.

Les résultats remarquables obtenus chez ces trois sujets, la tendance à une plus grande amélioration encore chez l'un d'eux, la rectitude presque parfaite chez les deux autres, l'état florissant de la santé, le développement des membres chez tous, leur force même, leur souplesse et leur agilité pour des exercices difficiles et très-fatigants, la grande régularité des fonctions de l'économie qui était auparavant troublée, voilà des avantages qui sont à signaler et qui donnent lieu de croire que la guérison de ces jeunes personnes sera solide et durable. Pour nous, que des études spéciales sur les maladies entretenues par un vice lymphatique et scrofuleux avaient rendu méfiant et sévère à l'égard de tout traitement qui n'est pas exclusivement basé sur une médication interne et très-énergique, il nous a paru évident que les moyens employés par M. Dompmartin étaient aidés en outre de ceux qu'on emprunte au régime, à l'hygiène et aux secours d'une médecine éclairée dont la puissance et l'efficacité sont incontestables aux yeux des médecins instruits et de bonne foi.

CHIRURGIE.

SUR UN BRAYER PERFECTIONNÉ,

PRÉSENTÉ PAR M. BORSARY.

Extrait du Procès-verbal de la Séance de l'Académie des Sciences, Arts et Belles-Lettres de Dijon, du 3 Juin 1840.

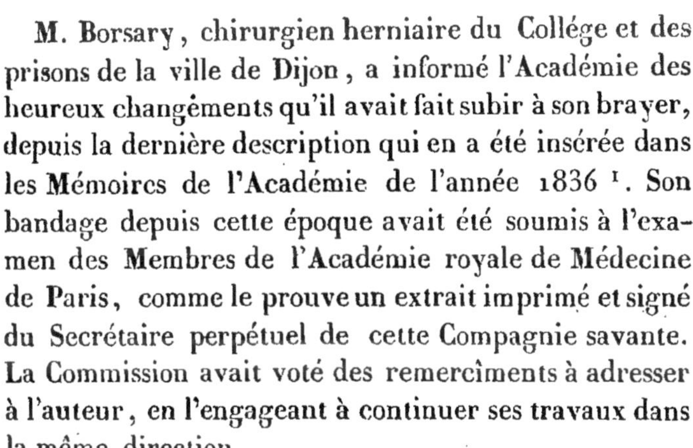

M. Borsary, chirurgien herniaire du Collége et des prisons de la ville de Dijon, a informé l'Académie des heureux changements qu'il avait fait subir à son brayer, depuis la dernière description qui en a été insérée dans les Mémoires de l'Académie de l'année 1836 [1]. Son bandage depuis cette époque avait été soumis à l'examen des Membres de l'Académie royale de Médecine de Paris, comme le prouve un extrait imprimé et signé du Secrétaire perpétuel de cette Compagnie savante. La Commission avait voté des remercîments à adresser à l'auteur, en l'engageant à continuer ses travaux dans la même direction.

Les efforts de M. Borsary n'ont pas été inutiles; il vient aujourd'hui faire voir à l'Académie combien il a pu rendre son bandage plus commode et plus simple,

[1] Voy. Mém. de l'Acad. des Sc. de Dijon, p. 311 et suiv. Une figure est jointe au rapport qui fut alors présenté à l'Académie par M. le docteur Pingeon.

sans en avoir, nonobstant ces avantages, augmenté le prix.

L'idée première qui l'a dirigé dans la confection de ce brayer est la même qu'il y a quatre ans ; le procédé pour arriver au même but est seul modifié et simplifié. Tout le perfectionnement consiste dans l'application au ressort ou au col du bandage même, d'une noix en cuivre qui se trouve fixée très-solidement à ce ressort. La noix reçoit un cylindre qui porte un rochet dentelé, lequel est maintenu dans cette noix par une forte vis : de plus un cliquet que pousse un ressort facilite le jeu du rochet et met de la sorte le malade en mesure de diriger à son gré la pelote de compression. Enfin, la crémaillère dentelée qui n'était pas dans le principe d'un mouvement bien facile et qui se trouvait souvent même une cause de gêne pour l'exécution des divers changements à imprimer au brayer construit dans ce systême il y a quatre ans, est remplacée maintenant par un coulisseau en cuivre adapté à la pelote et maintenu sur son écusson par une vis de pression.

En examinant ce nouveau bandage, il est aisé de reconnaître dans sa construction une amélioration sensible ; il est plus commode et plus portatif qu'auparavant. Le malade peut aisément dans toutes les positions qu'il désire prendre, à cheval même, alonger la pelote de son brayer, la raccourcir ou la faire tourner sans un pénible effort. Il peut varier le degré de compression du bandage sur les différents points du canal, sur chacune de ses ouvertures ou même sur toute son étendue.

En perfectionnant ainsi le sujet de sa spécialité, M. Borsary nous paraît avoir en grande partie surmonté les difficultés qui se présentent dans l'application de presque tous les brayers; et au moyen des trois mouvements qui peuvent s'exécuter simultanément ou à des temps divers, mouvements de rotation ou de réflexion, d'inclinaison, et d'alongement ou de raccourcissement de la pelote, il est permis au malade d'espérer qu'avec un peu d'attention il se trouvera convenablement à l'abri des accidents qui résultent de tout brayer mal fait et mal appliqué.

Après avoir fait passer sous nos yeux deux bandages, dont l'un est achevé, tandis que l'autre ne l'est pas, afin que l'on en puisse mieux apprécier le mécanisme, M. Borsary est invité par le Président, M. Antoine, à vouloir bien tenir l'Académie au courant des observations qu'il aurait lieu de recueillir dans la suite sur les effets de ce nouveau brayer et sur les résultats du perfectionnement qu'il vient de lui faire subir.

SUR UN POLYPE UTÉRIN FONGUEUX ET TRÈS-VASCULAIRE.

OBSERVATION RECUEILLIE PAR LE MÊME.

Le polype dont il s'agit avait été depuis 18 mois accompagné d'accidents graves; il fut extirpé par M. le Docteur Camus, le 22 juillet 1840. L'on remarque sur sa circonférence des saillies variqueuses, ce qui pourrait expliquer la fréquence et l'abondance des pertes de sang qu'éprouvait la malade. Ce polype avait le volume d'une grosse noix, et son pédicule était pourvu de vaisseaux qui devaient favoriser l'état pathologique dont nous parlons. L'ablation en fut opérée au moyen de tractions qui ont fini par en déterminer l'arrachement, à l'aide des pinces de Museux et de pinces qui servent à l'extirpation des polypes du nez. Avec ce dernier instrument il fut plus aisé qu'avec tout autre de saisir le pédicule, de le tordre et de l'amener au dehors dans une étendue qui permît de croire qu'on l'avait arraché à peu près en totalité. Le doigt introduit dans la cavité du col de la matrice ne sentait aucun corps irrégulier qui ressemblât à quelque vestige de polype.

Ce qu'il y avait de remarquable chez la malade qui en était singulièrement incommodée, et qui est âgée de 39 ans, non mariée, c'est qu'elle paraissait avoir un cancer de la matrice, tant son teint était jaune et altéré. La pesanteur incommode qu'elle ressentait au-dessus du fondement, des fleurs blanches, abondantes et fétides, ou plutôt un écoulement habituel séreux, sanieux ou sanguin, différents symptômes généraux qui s'accompagnaient d'un abattement de l'ame causé sans doute par la crainte qu'un accident fâcheux n'eût porté une atteinte mortelle à sa santé, bien des circonstances enfin semblaient militer en faveur de l'idée d'une maladie cancéreuse. Mais le toucher en fit reconnaître la véritable nature.

L'opération que ce cas pathologique rendit nécessaire fut suivie d'une prompte guérison. La malade vient d'avoir ses menstrues avec une régularité parfaite, tandis qu'auparavant, depuis près de deux années, elle avait chaque mois, et à des termes rapprochés, des écoulements dont celui qui était menstruel durait plus longtemps que les autres. A la fin les pertes de sang se trouvaient si considérables que la malade fut obligée de se prêter à un examen qu'il était dans son intérêt de ne pas retarder, puisqu'elle sentait ses forces s'épuiser tous les jours.

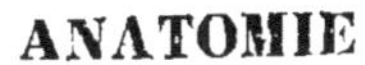

ANATOMIE.

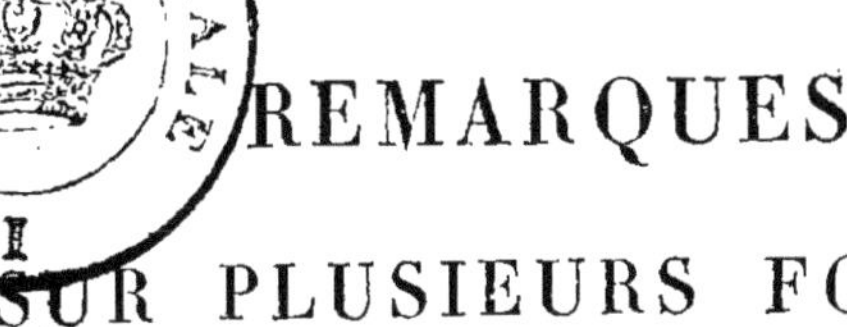

REMARQUES SUR PLUSIEURS FŒTUS

AGÉS DE MOINS DE CINQ MOIS

ET QUI ONT VÉCU PENDANT QUELQUES INSTANTS.

(Extraits de deux Mémoires dont l'un a été lu à l'Académie, le 25 mars, et l'autre le 29 avril 1840.)

Le premier de ces fœtus, du sexe féminin, appartenait à une famille honnête, mais pauvre. La mère, par sa franchise, m'a fait comprendre qu'elle était elle-même intéressée à ne me rien déguiser dans les circonstances qui avaient accompagné sa grossesse et qui avaient amené sa prompte et fâcheuse terminaison.

C'est le 21 mars 1840, à la suite d'une émotion morale vive et pénible, qu'elle mit au monde, sans de fortes souffrances, un fœtus que bien des raisons me font considérer comme étant âgé de cinq mois moins quelques jours.

En venant au monde, l'enfant, au rapport de la mère qui était assistée par une sage-femme, poussa de faibles cris. Mais je n'eus point de peine à faire comprendre qu'une illusion de l'amour maternel en avait imposé à cet égard, et que tout ce qu'avait dû faire un enfant aussi chétif, c'était d'agiter ses faibles membres, d'ouvrir la bouche sans pouvoir même aspirer une quantité d'air convenable ou sucer quelques gouttes de liquide. Enfin, après trois quarts d'heure d'une existence qui ne doit pas être sans souffrance pour le pauvre petit être, s'il sait sentir, les mouvements que j'appellerai automatiques cessèrent et la vie fut éteinte.

Le corps que je conserve dans une solution de sublimé corrosif, d'eau et d'alcohol m'a présenté à peu près 23 centimètres (8 pouces 1/2) de longueur.

A l'occasion de ce fœtus qui est d'une forme très-régulière, et de deux autres fœtus jumeaux, de l'âge du précédent, de sexe différent, et également bien conformés, mais plus petits, lesquels me furent remis le jour de l'avortement de la mère, 9 avril 1840, après avoir cessé de donner quelques signes de vie, j'ai cru reconnaître que de certaines assertions avancées par des médecins légistes très-estimables assurément ne sont pas pourvues de tout le degré de fondement que l'on pourrait souhaiter.

« A cinq mois, dit un auteur célèbre, les testicules » assez volumineux sont situés un peu au-dessous des » reins, près les vertèbres lombaires, sous le péritoine; » il en est de même des ovaires. »

Eh bien! chez les trois fœtus que nous avons conservés et que nous avons montrés à l'Académie, il en est autrement; l'on peut voir aisément que les ovaires avec leurs ligaments, sous une forme vermiculaire, sont placés sur les côtés de la matrice, dans la cavité du bassin; pour les testicules, ils sont engagés dans un point rapproché de l'orifice interne de l'anneau inguinal à travers lequel il semble qu'ils ne devaient point tarder à passer.

« Les oreillettes du cœur, dit l'auteur que nous ve-
» nons de citer, sont aussi vastes pour le moins que les
» ventricules. »

C'est bien le contraire chez les trois fœtus dont il s'agit; et les ventricules, le gauche surtout fort bien distinct du droit, notamment chez le premier, par un sillon qui n'est pas sans profondeur, conservent le degré de développement qui les rend de beaucoup supérieurs aux oreillettes chez l'adulte.

Le cuir destiné à recevoir les cheveux n'avait que des lacunes multipliées et très-distinctes surtout à la tête des deux fœtus jumeaux, tandis que dans l'ouvrage en question l'on peut lire que du « quatrième au cinquième mois les cheveux, fort courts, sont rares, blancs et argentins. »

Ces trois fœtus, qui tous ne sont pas tout à fait âgés de cinq mois, et principalement le premier, m'avaient suggéré une réflexion qu'il peut être bon de reproduire.

Plusieurs auteurs s'accordent à dire que l'on a vu des fœtus vivre hors du sein maternel, dans le cinquième mois de la grossesse. « Paul Ammanus fait mention d'une femme de Naples qui accoucha d'un enfant de cinq mois, lequel en vécut quinze. Montanus rapporte qu'un enfant naquit à ce même terme et qu'il vécut trente ans. F. Vallesius parle d'une fille qui vécut douze ans et qui était aussi venue au monde à cinq mois, etc., etc. »

Un simple examen des parties constituantes du fœtus,

à l'âge en question, doit nous faire regarder comme controuvés des faits de cette nature. Presque tous les organes, à cette époque de l'existence fœtale, se trouvent sinon à l'état rudimentaire, du moins à un degré de développement incomplet ; et, règle générale, règle absolue, invariablement basée sur les lois de l'organogénie, là où un organe se présente dans des conditions insuffisantes de puissance formatrice, l'exercice de ses fonctions ne peut point avoir lieu.

AVERTISSEMENT

SUR L'ARTICLE QUI SUIT.

L'essai physiologique suivant a été lu le 29 avril 1840, à l'Académie, et sa rédaction a subi seulement quelques retranchements.

Le sujet qui m'a été fourni par le hasard est assurément digne d'intérêt : aussi, malgré les recherches d'un illustre savant, sir Astley Cooper, et les récents travaux du Docteur Fossion, ai-je regardé comme une obligation pour moi, de soumettre ici sur les usages du thymus, un jugement qui est fondé sur des observations attentives et qui se rattachent exclusivement à l'étude de l'homme.

PHYSIOLOGIE.

ESSAI
SUR LES FONCTIONS DU THYMUS.

Dans l'examen des fœtus précédents la disposition du thymus a fixé notre attention. Cet organe de la vie intrà-utérine ne me paraît pas convenablement envisagé sous le double point de vue de sa forme et de ses usages. Je me suis longtemps arrêté à l'étude de ce corps en remarquant la manière dont il s'étend sur les plèvres et sur la partie antérieure de la poitrine, jusque sur le cœur où il présente une bifurcation dont le but sans doute est de recouvrir d'une manière spéciale les deux poumons qu'il paraît suppléer dans cette époque de la vie où leur mouvement n'est encore d'aucune nécessité. Dans les planches où cet organe est représenté à l'âge de cinq mois (du moins en France), l'on chercherait en vain la disposition anatomique que nous venons de signaler.

De toutes les parties du corps de l'homme le thymus est peut-être celle dont les usages ont été le plus différemment interprétés. Il n'est presque point d'anatomiste qui n'ait cru devoir produire son sentiment sur les fonctions qu'il remplit. Aucun des sentiments des auteurs ne se ressemble; les preuves de l'un détruisent les faits allégués par l'écrivain précédent. Au reste, toutes les prétendues particularités dont ces observateurs dotent le thymus ou ses conduits qu'ils ont vus s'aboucher avec tel ou tel organe du voisinage, et à de variables distances, ont au moins l'avantage de rendre plausible l'explication que chacun d'eux donnait de ses usages.

Il ne m'appartient pas sans doute d'ajouter mes propres remarques aux travaux des savants qui se sont livrés avec habileté à des recherches curieuses sur la structure du thymus. Je mentionnerai seulement quelques-unes des particularités qu'il est essentiel de rappeler, pour l'explication des usages que la disposition organique du corps dont il s'agit peut nous laisser entrevoir.

Tout observateur un peu attentif est frappé du volume considérable du thymus, dans les derniers temps de la grossesse, et il n'est personne qui ne sache que le grand espace qu'il occupe dans la poitrine du nouvel être ne tend à diminuer et à laisser de plus en plus de liberté aux poumons qu'après la naissance.

En admettant comme fondée l'opinion des partisans de l'accroissement de ce corps singulier, quand l'enfant a vu le jour, et d'après les recherches de Lucæ et de plusieurs savants auxquels l'on attribue généralement le mérite d'avoir bien fait connaître les détails anatomiques qui s'y rattachent, l'on ne peut guère concevoir quels sont ses avantages pour l'organisme, en dehors de la vie intrà-utérine, du moment que dans tout son ensemble se trouve constaté un changement notable. Pourquoi cesse-t-il alors d'être le même qu'auparavant? L'on sait que s'il prend une forme différente et que s'il s'alonge chez l'enfant, c'est au détriment de son épaisseur et des autres caractères qu'il nous offre, quand le produit de la conception est à l'état fœtal. L'atrophie qui s'opère dans son parenchyme, après la naissance, nous semble démontrer clairement la limite de ses fonctions.

Je dois dire à ce sujet combien je regrette de n'avoir point de preuves suffisantes, pour donner avec certitude l'explication de certains symptômes de gêne dans la respiration trachéale chez de jeunes enfants. Ces symptômes me semblaient dépendre soit du volume du thymus et non de la glande thyroïde, soit de l'espèce de dureté ou de condensation de tissu que le corps dont il s'agit pouvait présenter. De là résultait une pression incommodante sur la fin de la trachée-artère ; les mouvements ordinaires à ce conduit en étaient comme gênés, le jeu de la respiration en souffrait, et la voix même n'était pas sans en éprouver de l'altération. Mais, je le répète, je ne puis à cet égard que présenter une conjecture qu'il m'a été impossible de convertir en une assurance positive, au moyen de l'ouverture des corps.

Nous pensons qu'il convient d'interpréter d'une autre manière qu'on ne l'a fait jusqu'à présent, le sentiment de ceux qui, en raison de la mollesse du thymus et du liquide contenu dans l'intérieur de ses lobules, pensent que ce corps se relègue dans la classe des organes secréteurs. Les observations qui nous sont propres nous engagent à le ranger dans une catégorie d'organes bien différente et toute particulière, en l'envisageant sous le point de vue de ses usages. Ses fonctions temporaires comme son existence trouveront peut-être une explication plausible dans sa texture, sa mollesse même et dans ses rapports avec les poumons, comme nous allons entreprendre de le démontrer.

Chez les fœtus dont j'ai parlé déjà, de même que chez plusieurs autres dont l'âge ne permettait pas de supposer qu'ils fussent proches du terme de la naissance; j'ai constamment remarqué dans l'aspect du thymus, quelque chose qui me faisait rapprocher ce corps du parenchyme pulmonaire, par son apparence comme par sa disposition générale. C'est au point qu'envisagé à l'extérieur, et qu'après un examen superficiel, l'on aurait volontiers pensé que l'on avait affaire aux lobes pulmonaires mêmes, tandis que ces derniers étaient comme cachés et profondément maintenus dans la cavité du thorax, doucement comprimés par le thymus. Cet organe semblait remplir à leur égard, l'office d'un coussin au-dessous duquel ils n'éprouvaient point de pression incommode et trop forte; ils paraissaient au contraire ressentir l'influence modératrice de ce même corps, dont l'absence ne manquerait pas sans doute de provoquer de la part des poumons, une extension trop prompte, peut-être même précipitée, à cause de la légèreté de leur parenchyme vasculaire et vésiculaire, bien qu'il soit alors fort condensé et plus ramassé qu'après la naissance. L'on comprend aisément combien une extension trop rapide pourrait nuire au développement même des poumons qui demeurent dans l'inaction la plus complète, jusqu'à la sortie du fœtus à l'époque ordinaire de l'accouchement.

Je fus donc ainsi conduit par des observations réitérées, jointes aux réflexions qu'elles m'avaient suggérées, à croire que le thymus pouvait bien n'être qu'un organe protecteur pour les deux poumons, pendant le délai voulu par la nature.

Remarquez que la disposition de ce corps particulier dans ses rapports avec les organes respiratoires, est une circonstance favorable à la conjecture que nous émettons. Sa portion la plus considérable est largement étendue derrière le sternum, dans l'espace qui demeure libre entre les lames de la partie supérieure du médiastin, pour remonter delà au-dessus du sternum, jusqu'à une distance plus ou moins rapprochée du larynx. Dans sa portion cervicale ou sus-sternale, le thymus est bien plus limité dans tous les sens, et ses lobes ont incomparablement moins de volume que dans la partie que contient le thorax. C'est donc pour les organes de cette cavité, c'est-à-dire pour les poumons qu'il semble avoir été placé là tout exprès; c'est, en un mot, pour modérer la tendance que les organes de la respiration, depuis la trachée jusqu'aux lobes pulmonaires surtout, auraient à s'étendre et à se boursouffler, malgré la petite quantité de sang que les poumons reçoivent à cette époque, et malgré les moyens détournés qu'a pris la nature pour éviter de les faire participer à une trop vive ou trop forte circulation.

Après la naissance, la disparition du thymus commence à s'opérer dans la partie que contient la poitrine, c'est-à-dire, dans celle qui a le plus de volume, qui reçoit le plus de vaisseaux, et qui, par conséquent, concourt le mieux, en raison de son développement même, à produire les effets dont nous établissons autant que possible la cause.

Le rôle que le thymus est appelé à remplir se trouve sous d'autres rapports également conforme à notre manière de voir. J'invite ici les physiologistes à ne point perdre de vue la remarque de Lucæ sur la mobilité dont jouissent les différents lobes du thymus; cette mobilité, d'après notre auteur, est telle que ces lobes peuvent jouer les uns sur les autres, et même exécuter des mouvements d'où résultent des changements dans leurs rapports aussi bien que dans leur position. Lucæ attribuait la cause d'une mobilité semblable au cœur qui, situé derrière le thymus, peut, à cause de ses battements, faire mouvoir cet organe, le déplacer et le ballotter. A mon sens, la cause de ces divers mouvements se prêterait à une explication différente; je la trouverais dans les usages que je suppose au thymus, et en vertu desquels cet organe est dans l'impossibilité d'exercer sur les poumons une pression qui, même légère, eût été trop forte encore si elle avait été continuelle. Une sorte de *libration* dans les lobes du thymus devenait une condition indispensable pour l'accomplissement du but auquel les poumons sont destinés; une pareille disposition doit favoriser avec lenteur l'expansion que développe la nature dans ces organes spongieux, lesquels ne doivent être que par degrés pourvus d'une extensibilité et d'une souplesse convenables.

Il n'y a rien dans les particularités que nous avons rappelées plus haut sur le corps qui nous occupe, ni dans le mode de son développement depuis le troisième mois de la conception, ni dans le mode non plus de son décroissement, qui nous empêche de considérer comme étant fondé le rôle que nous lui affectons. Pourquoi la nature n'établirait-elle pas provisoirement de certains corps dans le but de diriger comme il faut le développement des organes qui, comme les poumons, sont destinés à des fonctions d'une nécessité absolue, sans qu'ils puissent souffrir la moindre interruption pendant toute la durée de leur exercice?

Ce n'est pas un mince résultat que celui qui se rattache au thymus, en supposant qu'il se comporte vis-à-vis du poumon, comme le ferait une digue convenablement placée pour produire les effets que nous laissons entrevoir. En vain objectera-t-on la disposition du cours du sang chez le fœtus, qui semble s'opposer à des résultats comparables à ceux que nous paraissons redouter ici. Nous ne craignons point de le répéter; les poumons trouveraient dans la composition de leur tissu et dans leur structure même, la cause d'un trop prompt accroissement, si la nature ne leur avait pas ménagé une sorte de régulateur, pendant une époque déterminée, même après la naissance. La souplesse du thymus, son élasticité, la mollesse de son tissu, ses lobules multipliés comme autant de mailles extensibles, l'humeur même qui est renfermée dans ses lacunes, tout le fait concourir au but que nous signalons. Ce ne pouvait être qu'une disposition aussi particulière, qui nous permît de saisir le motif de son existence, aussi bien que de ses usages dont l'explication nous paraîtrait difficile, en envisageant cet organe temporaire sous des rapports différents.

SUR UN OEUF HUMAIN

D'ENVIRON UN MOIS.

Cet œuf me fut apporté le 13 du mois d'août dernier, à six heures du matin, par un jeune garçon qui le remit à la domestique. Le 26 du même mois, je le montrai à l'Académie, en appelant l'attention des membres sur quelques particularités dans le détail desquelles nous allons entrer.

Pressé par différents travaux, j'avais prolongé la macération de cet œuf qui était entouré de caillots sanguins, jusqu'au lendemain soir ; il répandait déjà une mauvaise odeur : enfin, après un lavage répété, il me parut avoir une ressemblance assez frappante avec un testicule, quand cet organe est dépouillé de ses membranes extérieures et ne conserve plus que sa tunique albuginée.

C'était un corps blanc, assez dense, et, comme le testicule, il était ovoïde, un peu comprimé sur les côtés.

La masse entière paraissait, comme cet organe, molle, assez pesante ; l'on sentait dans son intérieur quelque chose de pulpeux. L'ensemble n'était pas d'une bien grande opacité, en sorte que pour ouvrir ce corps, je l'interposai entre mes yeux et une lumière. En distinguant une partie plus obscure que le reste, je jugeai par conjecture que c'était l'endroit où se trouvait l'embryon ; et après avoir ouvert l'œuf avec précaution, dans un point où je rencontrai une petite ouverture longitudinale, je m'aperçus que je ne m'étais pas trompé. L'on put alors voir un embryon de onze à douze millimètres, couché dans l'intérieur de l'amnios qui se trouvait ainsi bien étalé, et autour duquel paraissait le chorion reconnaissable à son véloutė. Cet embryon avait une couleur semblable à de la chair : il communiquait au moyen d'un cordon délié à un autre corps irrégulier qui se trouve situé un peu plus loin, et qui semble constituer la portion placentaire du chorion.

Ce qu'il y avait de particulier dans la partie sphérique de l'embryon, qui représente nettement la tête, c'est une toile d'une finesse extrême, une sorte de réseau blanchâtre qui semble émaner de l'amnios et qui enveloppe toute la partie antérieure et latérale de la tête, en s'étendant jusqu'au sinciput. L'on dirait une espèce de ligament dont le bord droit aboutit à une petite lacune, que l'on remarque dans un des points où plus tard se développeront les organes du visage. Du côté de l'amnios, cette membrane délicate paraît avoir une étendue un peu moins grande que vers la partie qui forme un demi-casque sur le devant de la tête de l'embryon. Ses adhérences sont si fortes, qu'il serait impossible de les détruire, sans perdre la pièce entière. Au surplus, je ne puis rien faire de mieux que de renvoyer à l'examen de la planche que je joints à cette observation.

Le dessin lithographié et colorié qui représente l'embryon et ses enveloppes, est aussi pur et aussi exact qu'il est permis de le désirer. L'original, depuis plus d'un mois, était dans de l'alcohol où on l'a laissé, quand la copie en a été prise, afin de pouvoir en exprimer avec plus de vérité la légèreté et toute la délicatesse qui le caractérisent. Enfin, et je me plais à en donner l'assurance, cette lithographie est traitée avec beaucoup de naturel, ainsi que l'on pourrait s'en convaincre, en la comparant à l'original.

Il semblerait résulter de ce fait, que dans les premiers temps de sa formation, l'embryon reçoit de deux sources distinctes sa nourriture en même temps, de l'amnios et du placenta. L'amnios, en s'implantant à la tête, pourvoirait d'une manière spéciale au développement particulier et véritablement remarquable de toute cette partie, qui se trouve constamment alors plus volumineuse que le reste du corps.

Quant à l'implantation de la membrane dont il s'agit, aurait-elle lieu au moyen de vaisseaux déliés et imperceptibles, ou par des adhérences que l'on ne pourrait pas détruire impunément, comme dans le cas que nous représentons? C'est ainsi que se ferait une imbibition qui, en pénétrant toute la tête, deviendrait singulièrement favorable à son accroissement; en un mot, la nourriture de cette partie, chez l'embryon, dépendrait d'une absorption cutanée qui serait immédiate.

Ici l'on pourrait reproduire un argument qui fut longtemps soutenu en faveur de la nutrition du fœtus par les eaux de l'amnios, dans les premières semaines de son développement. Il est vrai de dire que ce ne serait plus seulement la liqueur de l'amnios qui remplirait cette importante fonction : cette membrane posséderait en outre les moyens de faire passer immédiatement des fluides nourriciers, à la première époque du développement de l'embryon. L'on sait assez généralement que dans ce temps-là, les organes les plus délicats ne sont pas encore capables de recevoir convenablement, et sans craindre peut-être une influence délétère, le fluide sanguin qu'apporte à peine modifié le placenta dans le corps du nouvel être. D'ailleurs, ni le placenta, ni le cordon ne sont alors pourvus de tous les éléments de l'organisation nécessaires pour devenir un moyen évident et parfait de bonne nutrition.

Il y a des anatomistes qui pensent que l'amnios ne remplit pas les fonctions que nous venons d'indiquer. Ses usages consisteraient à favoriser l'isolement des différentes parties du fœtus. Alors, on expliquerait la particularité signalée dans le cas qui nous regarde, en supposant que le réseau qui couvre la moitié de la tête aurait pour effet de la maintenir et de l'empêcher de détruire l'équilibre que tout le corps doit garder.

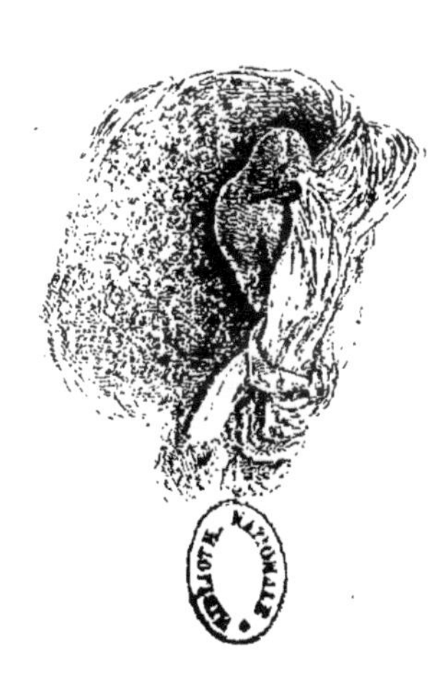

NOTICE

SUR M. LE DOCTEUR PINGEON,

SECRÉTAIRE DE L'ACADÉMIE.

(Lu dans la Séance publique du 17 août 1840.)

MESSIEURS, 

Au moment de reporter nos souvenirs sur le collègue que l'Académie a perdu cette année, nous ne pouvons que nous féliciter d'avoir été choisi pour être, dans cette solennité annuelle, l'interprète de vos regrets. Habitué à ne considérer dans la carrière que nous parcourons qu'un grand et continuel devoir à remplir, c'est avec un vif intérêt que nous retrouvons ici l'occasion de nous étendre sur un sujet où il est infiniment honorable pour nous de nous engager, et pour lequel, malgré la timidité que peut nous inspirer l'essai de nos forces, nous sentons renaître notre courage en envisageant l'importance de la tâche qui nous est imposée.

Pour vous retracer complétement l'histoire d'une existence qui fut inopinément interrompue, nous sommes privé sans doute d'un précieux avantage, celui d'avoir été dans une longue intimité avec notre collègue; néanmoins, nous osons compter sur votre indulgence pour vous faire oublier l'insuffisance de nos moyens.

M. André-Nicolas Pingeon, dont la famille habitait Messigny, naquit dans un endroit peu éloigné de ce village, à Lamargelle-sous-Léry, le 19 avril 1795, de parents honnêtes dont il eut le bonheur d'être tendrement aimé. Il dut à la vive affection des siens les avantages d'une bonne éducation : les soins assidus de ses parents unis à d'heureuses dispositions et à un amour constant pour le travail, mirent le jeune Pingeon promptement en état de choisir une carrière honorable.

A Paris, il apporta dans ses études médicales cette ardeur persévérante qui avait fait de lui un élève distingué au collége de Dijon. Ses mœurs douces, sa conduite sage et réservée étaient des qualités que ses collègues savaient apprécier, et ils aimaient dans la suite à lui donner les témoignages les plus flatteurs sur cette époque de sa vie. Aussi le fruit de ses constants efforts ne tarda pas à bien mûrir. Ce qui n'avait été pour lui dans les commencements qu'une image plus ou moins frappante qui flattait son esprit et soutenait son zèle, prit sur la fin de son séjour à Paris, dans la fréquentation des hôpitaux, au chevet du malheureux en souffrance, dans l'examen attentif du mal et de ses variétés, une forme mieux déterminée qui retraça fortement à son imagination un tableau fidèle de tous ses devoirs futurs dont il sentait déjà l'importance et l'étendue.

A la fin de l'année 1819, il subit sa dernière épreuve pour le doctorat en médecine. Le désir de s'instruire l'avait porté à se faire admettre comme élève de première classe de l'Ecole pratique établie dans le sein de la Faculté de Paris, pour encourager les meilleurs étudiants. Il était alors également membre de la Société d'instruction médicale.

Sa thèse qui a pour titre : « Essai sur la paralysie », est l'œuvre d'un bon travailleur. Elle ne comprend pas moins de 75 pages in-4°. L'on y voit avec plaisir les efforts d'un jeune homme qui cherche avec une constante application à surmonter les difficultés de la science alors les plus ardues. En relisant cette thèse ainsi que d'autres écrits auxquels il donna le jour vers l'époque dont il s'agit, M. Pingeon nous paraît n'avoir jamais perdu de vue l'étude de l'ouvrage de Pinel dont le nom se soutenait encore avec éclat dans l'Ecole, et dont les idées semblent n'avoir pas été sans influence plus tard sur l'esprit de notre collègue.

A la fin de sa dissertation inaugurale, le jeune docteur a fait ajouter le *serment d'Hippocrate,* que, contre un usage qui n'existe que dans la Faculté de Montpellier, il se plut à prononcer solennellement. Avant d'entrer dans la carrière du praticien, il ne pouvait offrir de témoignage, ni plus grand, ni plus simple à la fois, des sentiments d'honneur et de moralité avec lesquels tout médecin instruit et charitable doit envisager la dignité de sa profession.

En fixant dans cette ville sa résidence, M. Pingeon avait en vue d'utiliser pour l'étude un temps qu'il savait précieux pour d'autres intérêts. Il mettait un véritable plaisir à s'acquitter des devoirs de sa profession, parce qu'il avait l'assurance d'être en mesure de rendre le plus ordinairement d'importants services.

Il consacra les premières années de sa pratique à recueillir comme religieusement les leçons que les meilleurs médecins ont fait passer dans leurs ouvrages; il s'en pénétrait. Ce goût pour le travail ne fit que s'accroître par la préférence qu'il donna toujours au recueillement du cabinet sur les habitudes du monde qui ne parut jamais captiver son esprit. D'ailleurs l'étude a bien aussi ses dédommagements : M. Pingeon le reconnut bientôt; il fut assez heureux pour recevoir de la Société royale de médecine de Bordeaux, une médaille en or, à l'occasion d'un prix qui avait été l'objet d'une vive émulation, et la récompense fut alors doublée pour le vainqueur par l'avantage qu'il eut d'obtenir, en même temps, le titre de correspondant de la savante Compagnie qui avait couronné son œuvre.

Un peu plus tard, différentes Sociétés des départements et de la capitale l'accueillirent comme leur membre associé; et vous également, Messieurs, en 1828, vous voulûtes le récompenser de ses efforts, en le faisant asseoir parmi vous. De la connaissance que vous aviez acquise de ses excellentes qualités et de ses productions, était résulté le sentiment que vous vous étiez formé de son mérite, qui dans la suite justifia votre choix. Ce n'est pas moi qui vous rappellerai et son exactitude dans le sein de l'Académie, et son aptitude aux sciences et aux travaux de tous genres que vous aimez à vous partager. Rien ne pouvait égaler l'intérêt avec lequel il se livrait à tout ce qui vous occupait vous-mêmes. L'on peut dire ici que ce que M. Pingeon voulait prouver avec une constance bien rare, c'était le désir de faire dans toutes ses entreprises ce que lui prescrivaient sa conscience et le sentiment des devoirs qu'il s'était imposés ou qu'il s'était chargé d'accomplir. Cette louable persévérance qui était devenue une habitude invétérée allait même jusqu'à imprimer à son esprit une disposition particulière, que les personnes qui connaissaient le moins notre collègue auraient confondue avec une sorte de défaut, celui d'un doute trop sévère; et cependant l'on doit convenir, pour être juste, que dans ses discussions, dans ses conférences sur des malades, ou bien encore dans ses analyses, si vous le voyez souvent douter, c'était de sa part, moins pour critiquer que pour vérifier. Une semblable manière de procéder peut passer pour de la rigueur; mais assurément, loin d'être le témoignage d'un superbe dédain, elle est bien plutôt la preuve d'une sage impartialité.

Quelques années après son admission dans le sein de l'Académie, M. Pingeon fut chargé d'être votre secrétaire. Votre choix, plus flatteur encore pour son cœur ardent à l'étude que pour son amour propre, entretint chez lui le sentiment d'une émulation qui ne fut pas inutile à l'Académie. Ses derniers Comptes-rendus sont un irrécusable témoignage du talent qu'il possédait dans l'art de bien rédiger, et qui conserva dans ses écrits l'empreinte d'un double et rare caractère de sagesse et de raison. Rapporteur exact des ouvrages et des communications qui faisaient l'objet des séances de l'Académie, votre secrétaire savait saisir avec une égale facilité et les sujets qui, comme les sciences, lui étaient particulièrement familiers, et les parties qui regardaient les belles-lettres aussi bien que les arts. C'est dans un style élégant qu'il vous entretenait de ces matières différentes, et vous avez eu souvent l'occasion d'apprécier le mérite de son esprit analytique, fécond et varié; nous croyons devoir vous rappeler ici qu'il se trouvait alors contraint à se partager entre ces agréables mais difficiles occupations, et les exigences d'une clientelle qui devenait plus pressante et plus étendue tous les jours.

En 1831, une Société fut organisée parmi les médecins de Dijon, dans le but honorable de concourir aux progrès de l'art de guérir d'une manière plus directe qu'auparavant. M. Pingeon fut désigné par ses collègues, pour porter à la connaissance du public les travaux de cette société naissante. Pendant deux années on lui conféra le titre de secrétaire : cet honneur auquel il ne fut pas indifférent, eut même à ses yeux d'autant plus de prix, qu'en exerçant sa plume sur des matières conformes à ses études favorites, il avait pu donner aux recherches scientifiques des médecins, ses collaborateurs, toute l'importance qu'elles méritaient.

Vers la même époque, l'Académie de Dijon vit paraître dans ses Mémoires, un long travail intitulé : « De l'esquisse des progrès réels de la médecine depuis 1800 jusqu'en 1833 » ; il est de M. Pingeon. Envisagée comme science de progrès, la médecine devient dans cet ouvrage le sujet d'un sévère examen et de savantes réflexions. Toutes les recherches auxquelles se livre l'auteur décèlent le médecin érudit qui n'eût pas manqué de devenir, un peu plus tard, un écrivain très-éclairé dans ce genre de critique.

En sa qualité de médecin des épidémies de l'arrondissement de Dijon, notre collègue fit insérer dans les Mémoires de l'Académie, l'année dernière, une Notice sur une fièvre pernicieuse qui avait atteint un grand nombre d'habitants de la commune de Francheville, dans le cours de l'année 1836. A l'imitation des auteurs qui ont laissé sur de semblables matières des modèles à suivre, l'on voit ici qu'une scrupuleuse exactitude a présidé aux investigations du médecin. Son zèle éclairé le porte à n'omettre aucune des circonstances qui sont de nature à jeter de la clarté sur la cause d'une dangereuse épidémie qui répandait une inquiétude extrême parmi tous les habitants d'un pays. La Notice de M. Pingeon mérite d'être considérée comme une monographie abrégée sur cet important sujet médical.

Il y a trois ans, lors de la réorganisation de l'Ecole secondaire de médecine, à Dijon, les antécédents de M. Pingeon ne pouvaient pas être oubliés; ils lui valurent une place de professeur-adjoint à cette école.

Bien que la chaire qui lui avait été adjugée ne fût pas celle qui pût le mieux lui convenir en raison de la spécialité de ses travaux, il n'en témoigna pas moins un empressement bien soutenu dans l'exercice des fonctions qu'il avait acceptées. Il y voyait l'occasion de soutenir cet élan qui s'était emparé de son imagination, élan auquel il était redevable de toutes les connaissances qu'il avait acquises et qui lui avaient donné un rang honorable parmi les médecins de cette ville.

Enfin, tout récemment, notre collègue venait de recevoir des administrateurs des hospices de Dijon, un témoignage de confiance qu'il regardait comme un glorieux encouragement. En le nommant médecin de l'hôpital, on l'engageait dans une voie nouvelle de labeur et d'études avec lesquels ses goûts sympathisaient vivement. Dans ce poste qu'il occupait depuis six semaines, il dut peut-être au surcroît de zèle et d'ardeur qu'il ne craignit pas de développer, le germe de destruction qui l'atteignit soudainement et qui mit, à l'improviste, un terme à une situation prospère dont il goûtait les charmes, ainsi qu'il aimait à le répéter. Il se voyait en position d'obtenir des succès qui ne devaient pas manquer d'un certain éclat. Ce n'est pas que M. Pingeon cherchât sa félicité dans les titres dont la possession l'avait mis au comble de ses vœux. Il voyait dans tous ces avantages un but de travail et d'utilité, et vous savez qu'il avait appris à n'entrevoir que là, un véritable bonheur que complétaient pour lui les douceurs de la vie de famille.

Mais il lui était réservé de donner une grande preuve que le bonheur véritable n'a qu'une durée fugitive, ou plutôt qu'il ne fait qu'apparaître parmi les hommes.

C'est au milieu de sa famille anéantie du coup qui

fut en quelque sorte mortel au moment même qu'il était porté, et malgré les secours éclairés de ses amis et de ses collègues qui lui donnaient avec ardeur les témoignages d'un dévouement hélas! inutile, que M. Pingeon, victime d'un mal de gorge gangréneux, se sentit soutenu par son courage qui ne l'abandonna pas un instant. Il avait reconnu lui-même la gravité de la maladie dont il était atteint, et il avait calculé le terme de sa marche effrayante et rapide. Mais les progrès d'un mal qui dut le faire singulièrement souffrir, trouvèrent un homme ferme et résolu, une ame entièrement résignée aux maux physiques. Son courage alors tint même de l'héroïsme le plus admirable. Il est vrai de dire qu'il puisa cette noble ressource dans ses sentiments religieux; il conserva cette tranquillité de conscience qui fortifie l'homme de bien dans ses derniers moments et qui se repose dans un grand espoir. M. Pingeon avait une foi inébranlable dans la religion chrétienne; il croyait fermement au bonheur aussi pur qu'infini que notre religion assure à tous ceux qui savent s'en rendre dignes. Au moment où la vie allait abandonner ses organes, chacun vit avec un pieux recueillement que son esprit n'était occupé que de cette conviction sublime à laquelle se joignaient des derniers témoignages d'amour pour sa famille. En quittant cette vie de passage et d'épreuves, il a laissé des souvenirs qui honorent sa mémoire, et il a montré un admirable exemple à imiter, celui de l'homme vertueux qui sait dignement mourir.

TABLE.

www.ingramcontent.com/pod-product-compliance
Ingram Content Group UK Ltd.
Pitfield, Milton Keynes, MK11 3LW, UK
UKHW020219200726
13856UKWH00004B/1495

9 782011 287588